Maher Abouda

L'approche syndromique standardisée des maladies respiratoires

AF153199

Maher Abouda

L'approche syndromique standardisée des maladies respiratoires

Doit-on opter pour une approche syndromique standardisée pour les maladies respiratoires en centres de soins de base?

Éditions universitaires européennes

Imprint
Any brand names and product names mentioned in this book are subject to trademark, brand or patent protection and are trademarks or registered trademarks of their respective holders. The use of brand names, product names, common names, trade names, product descriptions etc. even without a particular marking in this work is in no way to be construed to mean that such names may be regarded as unrestricted in respect of trademark and brand protection legislation and could thus be used by anyone.

Cover image: www.ingimage.com

Publisher:
Éditions universitaires européennes
is a trademark of
International Book Market Service Ltd., member of OmniScriptum Publishing Group
17 Meldrum Street, Beau Bassin 71504, Mauritius

Printed at: see last page
ISBN: 978-3-8416-7741-9

SOMMAIRE

STANDARDISATION DE LA PRISE EN CHARGE DES MALADIES RESPIRATOIRES

Abouda Maher, Charfi Mohamed Ridha, Ben Kheder Ali.

Université de Tunis El-MANAR, Faculté de médecine.

I. AMPLEUR DES MALADIES RESPIRATOIRES

Les maladies respiratoires sont parmi les maladies les plus fréquentes au monde, elles peuvent survenir chez toute personne quelque soit son âge et sa classe sociale. Ces maladies sont en pleine expansion ; ce ci est non seulement du au tabac mais aussi à des facteurs d'alimentation, d'environnement et surtout à l'augmentation de la pauvreté(1). Leur morbidité et leur mortalité n'ont cessé d'augmenter. Selon l'Organisation Mondiale de la Santé (OMS), sur l'ensemble des 50,5 millions de décès enregistrés en 1990, 9,4 millions furent causés par des maladies respiratoires. On projette qu'en 2020, sur 68 millions de décès prévus, 11,9 millions seront causés par la broncho-pneumopathie chronique obstructive (BPCO), la pneumonie, le cancer des poumons ou la tuberculose(2). Alors que la fréquence des affections respiratoires augmente, ainsi en va-t-il de leur coût. A titre indicatif, le coût financier annuel total des maladies respiratoires en Europe est actuellement équivalent à 100 milliards d'euros (3).

Ces maladies trouvent dans les pays en développement un milieu propice pour leur propagation. Elles sont détectées et traitées le plus souvent au niveau des centres de santé de base. Des enquêtes réalisées par l'OMS dans neufs pays à faible revenu ou à revenu intermédiaire, ont montré que 15 à 40% des patients consultent pour des symptômes respiratoires (4). La Tunisie ne fait pas l'exception cependant, les données relatives à l'incidence de chaque maladie restent rares dans notre pays. Seules les données épidémiologiques sur la tuberculose sont complètes et rassurantes. Ceci a été obtenu grâce à la réussite et à l'efficacité du système de surveillance développé dans le cadre du programme de lutte contre la tuberculose.

II. DIMENSION SOCIO-POLITIQUE DE LA STANDARDISATION DE LA PRISE EN CHARGE EN SANTE

On assiste depuis quelques années à la multiplication du nombre des guides de pratique clinique afin d'aider le praticien à choisir le soin approprié à des circonstances cliniques spécifiques. Les pouvoirs politiques et les responsables de la santé voient en ces guides un outil intéressant pour rendre les soins plus appropriés avec un meilleur rapport coût efficacité (5). En effet, la politique de santé se heurte actuellement à un problème de croissance continue des coûts du fait du vieillissement de la population et de l'apparition de technologies coûteuses. L'engagement politique en matière de santé a pour objectif de procurer des soins de qualité accessibles à tous les citoyens et ceci avec le meilleur rapport coût efficacité. Cependant, les meilleurs soins sont généralement les plus coûteux et il est inconcevable de développer ces guides de pratique sur des bases économiques. A cause de ce conflit d'intérêts entre médecins et politiciens, il est important de définir les objectifs ainsi que les responsables de l'élaboration de ces guides. Ces guides doivent s'integrer dans une stratégie globale, standardisée et bien structurée de prise en charge. Une telle strategie peut interesser à toutes les patologie ou s'interesser à une catégorie spècifique à travers une approche syndromique.

III. STANDARDISATION DE LA PRISE EN CHARGE DES MALADIES RESPIRATOIRES : PROJET PAL

Vu l'importance de l'impact socio-economique des maladies respiratoires et leur fréquence dans les pays du tiers monde, l'OMS a encouragé de nombreux pays à développer une stratégie de standardisation de la prise en charge des maladies respiratoires (6). Cette stratégie peut s'appuyer sur l'organisation préalablement mise en place au niveau des centres de soins de base, dans le cadre du programme de lutte antituberculeuse (7).
Une telle stratégie pourrait optimiser la qualité de la prise en charge des patients présentant une symptomatologie respiratoire ainsi que l'efficacité et la rentabilité des dépenses de santé. En outre la standardisation de la prise en charge aurait pour impact d'améliorer le système intégré de gestion de santé, de fournir un meilleur système de référence pour la tuberculose et les maladies respiratoires, de réduire la prescription

des drogues en général et des antibiotiques en particulier et enfin de renforcer la confiance de la population dans des services de santé de base.

C'est dans ce cadre précis que s'inscrit le développement du projet PAL (pour *Practical approach to Lung health* - approche pratique des maladies pulmonaires) (8). Il s'agit d'une approche syndromique pour la gestion des patients qui consultent dans des services de santé primaires pour des symptômes respiratoires. La stratégie de PAL vise le personnel sanitaire, les infirmières, les médecins, et les directeurs des centres de soin primaires en leur fournissant des programmes de gestion comme ceux de la tuberculose dans les pays à faible et moyen revenu.

Afin d'élaborer les directives pratiques pour l'exécution de ce projet, l'OMS a entrepris des enquêtes préliminaires sur la prise en charge des maladies respiratoires dans des centres de santé primaire. Ces enquêtes ont été effectuées entre 1997 et 2000 dans neuf pays : la côte d'Ivoire, l'Argentine, le Chili, la Guinée, le Kyrgyzstan, le Maroc, le Népal, le Pérou et la Thaïlande (9,10). A la suite de ces enquêtes un protocole a été élaboré afin de le mettre en application dans quelques pays.

Références

1. Application du programme « maladies respiratoires chroniques » de l'OMS en Afrique subsaharienne : problématique au Sénégal [Internet]. EM-Consulte. [cited 2015 Sep 13]. Available from: http://www.em-consulte.com/article/144443/application-du-programme-maladies-respiratoires-c

2. Murray CJ, Lopez AD. Alternative projections of mortality and disability by cause 1990-2020: Global Burden of Disease Study. Lancet Lond Engl. 1997 May 24;349(9064):1498–504.

3. Loddenkemper R. Les Poumons malades de l'Europe [Internet]. Project Syndicate. 2004 [cited 2015 Sep 13]. Available from: http://www.project-syndicate.org/commentary/europe-s-bad-lungs/french

4. WHO | Global surveillance, prevention and control of chronic respiratory diseases [Internet]. WHO. [cited 2015 Sep 13]. Available from: http://www.who.int/respiratory/publications/global_surveillance/en/

5. Kerleau M. L'hétérogénéité des pratiques médicales, enjeu des dépenses de santé. Sci Soc Santé. 1998;16(4):5–34.

6. WHO | WHO consultation on the development of a comprehensive approach for the prevention and control of chronic respiratory diseases [Internet]. WHO. [cited 2015 Sep 13]. Available from: http://www.who.int/respiratory/publications/january_meeting_report/en/

7. WHO | Global tuberculosis report 2014 [Internet]. WHO. [cited 2015 Sep 13]. Available from: http://www.who.int/tb/publications/global_report/en/

8. WHO | Practical approach to Lung Health (PAL) [Internet]. WHO. [cited 2015 Sep 13]. Available from: http://www.who.int/tb/health_systems/pal/en/

9. Promotion WHOD of CD and H, Scherpbier R, Blanc L, Ait-Khaled N, Ottmani S-E, Pio A, et al. Practical Approach to Lung Health (PAL) : a primary health care strategy for the integrated management of respiratory conditions in people five years of age and over. A primary health care strategy for the integrated management of respiratory conditions in people five years of age and over [Internet]. 2005 [cited 2015 Sep 13]; Available from: http://www.who.int/iris/handle/10665/69035

10. Asbroek A ten, Delnoij DMJ, Niessen LW, Scherpbier RW, Shrestha N, Bam DS, et al. Implementing global knowledge in local practice: a WHO lung health initiative in Nepal. Health Policy Plan. 2005 Sep 1;20(5):290–301.

L'APPROCHE SYNDROMIQUE POUR AMELIORER LA DETECTION ET LE DIAGNOSTIC DES MALADIES RESPIRATOIRES : L'EXEMPLE DU PAL EN TUNISIE

Abouda Maher, Turki Senda, Charfi Mohamed Ridha, Hamzaoui Agnes.

Université Tunis El MANAR, Faculté de médecine de Tunis. Tunisie.

I. INTRODUCTION

Les symptômes respiratoires représentent, dans le monde, l'un des motifs de consultation et de dépense de santé les plus importants en médecine générale. La prise en charge de ces maladies respiratoires diffère d'un médecin à un autre, ce qui influe sur la qualité et le coût des soins. Dans les pays en développement comme la Tunisie où la tuberculose a régressé grâce à un programme national efficace et bien organisé, l'OMS propose la mise en place d'une prise en charge globale des maladies respiratoires (PAL) se basant sur le système de santé existant.

Ce projet PAL se base sur la formation des médecins à deux niveaux : diagnostic en se basant sur une approche syndromique et thérapeutique en proposant des algorithmes standardisés. Lors de ces formations un guide synthétisant les recommandations est remis aux médecins.

II. IMPACT DU GUIDE SUR L'INTERPRETATION DU SYMPTOME

Dans l'étude PAL, la perception et l'interprétation des symptômes constituent la pierre angulaire des guides. Cette approche se base sur la mise en évidence d'un symptôme par le médecin qui dépend de quatre étapes : la perception et l'interprétation par le malade, la description donnée par le malade à la personne qui l'interroge, la perception et l'interprétation par la personne qui l'interroge et la transcription de l'information (1).

Pour bien apprécier la valeur diagnostique d'un symptôme dans une population, les statisticiens ont souvent recours au calcul de la valeur prédictive positive (VPP) qui est égale à la proportion des sujets malades chez la population consultant pour ce symptôme.

Grace à cette approche par symptôme, certains diagnostics voient leurs taux en hausse tels que la BPCO et l'asthme grâce à une meilleure détection à partir de la dyspnée ou de la toux (1–3). Bien qu'intéressantes, ces valeurs peuvent parfois ne pas refléter la réalité.

Dans une étude conduite par Nielsen LS et collaborateurs en 2001, les patients consultants pour dyspnée auprès de 74 médecins généralistes ont été répertoriés (4). Au total, 284 patients ont été explorés et ont bénéficié d'un examen physique, d'un ECG, d'une radiographie du thorax, d'une échographie cardiaque et d'une spirométrie. Une concordance entre le diagnostic émis par le médecin généraliste et le diagnostic final retenu après exploration n'a été retrouvé que chez 39% des patients uniquement. Un changement de traitement a été suggéré chez 64% des malades.

Dans une autre étude conduite aux Pays Bas entre Janvier 1994 et Mars 1995 auprès de six médecins généralistes (5), 754 patients consultants pour toux ont été répertoriés. Seuls 221 patients parmi eux avaient une toux évoluant depuis plus de 15 jours. Sur ces 221 patients, 192 uniquement ont accepté d'effectuer des explorations fonctionnelles ainsi que des tests de provocation. Les diagnostics d'asthme et de BPCO ont été retrouvés respectivement chez 39% et 7% des cas. Ces valeurs sont variables d'une étude à une autre. La majorité de ces études se sont intéressées à la toux chronique.

Dans l'étude Tunisienne (6), une variation notable entre les deux étapes de l'enquête en fonction du symptôme de consultation a été notée. Les variations selon la dyspnée, la toux et le sifflement sont schématisés dans les trois figures suivantes.

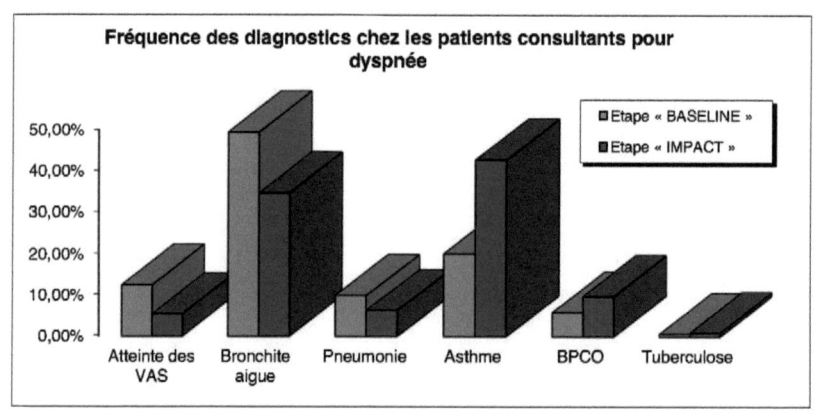

Fréquence des diagnostics chez les patients consultants pour dyspnée

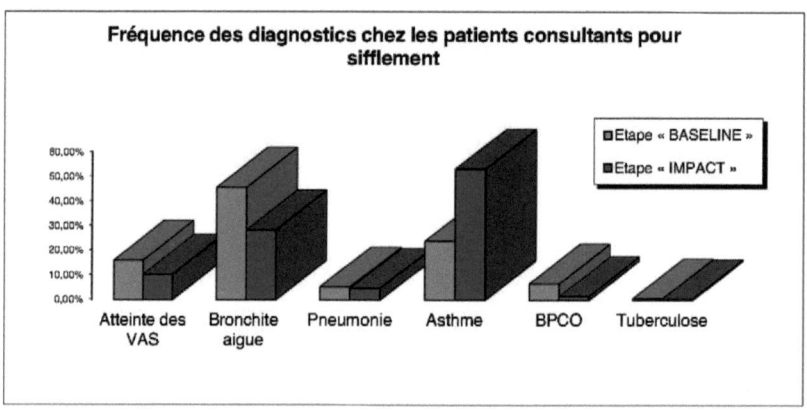

Fréquence des diagnostics chez les patients consultants pour sifflement

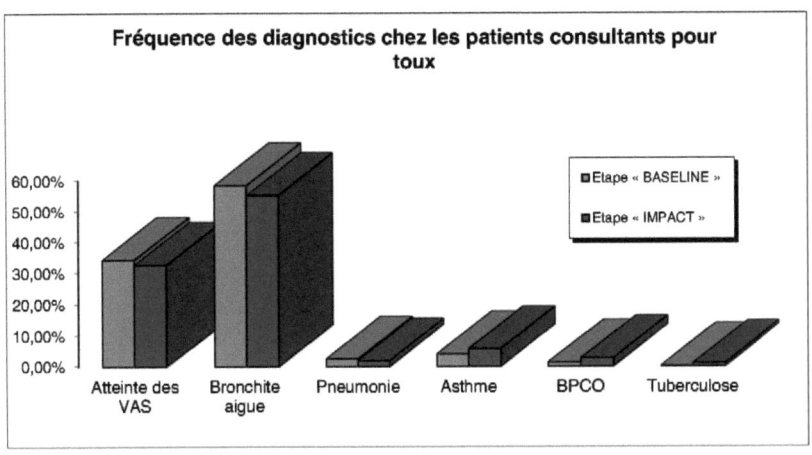

Pour les patients consultant pour une toux la répartition des diagnostics a été la suivante:

	Etape « BASELINE »	Etape « IMPACT »	P
Atteinte des VAS	34,3%	32,7%	0,27
Bronchite aigue	58,3%	55,1%	0,11
Pneumonie	2,5%	1,9%	0,3
Asthme	**4%**	**5,7%**	**0,03**
BPCO	**1,4%**	**2,7%**	**0,01**
Tuberculose	**0,2%**	**1,01%**	**0,006**

Entre les deux étapes de l'enquête, on constate que certains diagnostics ont été plus fréquemment évoqués devant un patient consultant pour une toux : l'asthme, la BPCO et la tuberculose.

Si l'on considère les sujets consultant pour une toux évoluant depuis **plus de 15 jours** (soit

5.4% des consultants de l'étape « BASELINE » et 7.4% de ceux de l'étape « IMPACT ») la

répartition des diagnostics a été la suivante :

	Etape « BASELINE »	Etape « IMPACT »	P
Atteinte des VAS	21.7%	12%	0.04
Bronchite aiguë	**60%**	**43.9%**	0.01
Pneumonie	5%	6.8%	0.53
Asthme	5.7%	12%	0.07
BPCO	5%	8.6%	0.36
Suspicion de tuberculose	**2.9%**	**11.2%**	0.008
Cancer bronchique	0%	0.8%	

Les diagnostics de BA et d'atteintes des VAS ont baissé de façon significative entre les deux

étapes de l'enquête en faveur des diagnostics d'asthme, de BPCO et de suspicion de

tuberculose. Cependant ces diagnostics restent sous diagnostiqué en les comparants par

rapport aux résultats d'autres études.

	% des causes ORL chez les patients tousseurs	% de l'asthme chez les patients tousseurs	% de la BPCO chez les patients tousseurs
Irwin 1989 [50]	41	24	5
Mello 1996 [65]	38	14	4
Poe 1989 [75]	45,5	32	4,5

Syrmios 1995 [88]	40	24	15
Etape « BASELINE »	21,7	5,7	5
Etape « IMPACT »	12	12	8,6

Tableau comparant 4 études différentes à l'enquête Tunisienne.

III.   IMPACT DU GUIDE SUR LA FREQUENCE DES DIAGNOSTICS

Les maladies respiratoires constitueraient la 2ème cause de morbi-mortalité dans le monde (7). Le projet PAL aurait pour objectif de mieux détecter et prendre en charge ces maladies à fin d'en diminuer la morbi-mortalité en particulier dans les pays en voix de développement (1).

a.   L'asthme

La fréquence de l'asthme chez la population générale varie selon les pays. L'OMS signale dans un examen des statiques internationales que la prévalence de l'asthme actif chez les enfants varie de moins de 1% en Papouasie-Nouvelle-Guinée et chez les aborigènes d'Australie à 11,1% en Nouvelle-Zélande (8). Au cours de l'enquête Tunisienne, le diagnostic d'asthme a été porté chez 3,1% des consultants pour problème respiratoire de l'étape « BASELINE ». Ce taux a atteint 5,5% au cours de l'étape « IMPACT ». Chez les patients ayant un antécédent d'asthme ce taux a atteint 33% au cours de l'étape « BASELINE » et 46% au cours de l'étape « IMPACT » (2,6).

Ce diagnostic a sensiblement augmenté dans la population consultant pour toux (et est passé de 3,8% à 4,9%), pour sifflement (et est passé de 23,9% à 53,1%) et pour dyspnée (et est passé de 20,1% à 41,9%) (6).

13

Dans une étude conduite sur 9651 sujets en Suisse (9), le diagnostic d'asthme a été retrouvé chez 2,3% de la population. L'incidence et la valeur diagnostique de chaque symptôme respiratoire au cours de l'asthme ont été étudiées. En comparant nos résultats à ceux de cette enquête, on constate que la fréquence de la dyspnée et des expectorations est comparable à celles observée dans l'étude Suisse. Par contre la fréquence des sifflements, en particulier dans l'étape « IMPACT », est inférieure à celle observée dans l'étude Suisse. Cette différence peut être expliquée par une perception et une interprétation différente de ce symptôme entre les populations tunisienne et suisse ou par la compliance plus basse des médecins tunisiens.

	Patients asthmatiques de l'étape « BASELINE »	Patients asthmatiques de l'étape « IMPACT »	Etude Suisse
Fréquence de la Dyspnée	57,8%	64%	47,4%
Fréquence des Sifflements	68,4%	50%	74,7%
Fréquence des Expectorations	26,3%	27%	22,7%

Les fréquences de l'asthme chez les patients consultants pour dyspnée et pour sifflement faibles au cours de l'étape « BASELINE », sont devenues beaucoup plus importantes au cours de l'étape « IMPACT », dépassant même les VPP de l'étude Suisse.

	Etape « BASELINE »	Etape « IMPACT »	Etude Suisse
Fréquence de l'asthme chez les sujets dyspnéiques	6,4	24,1	21
Fréquence de l'asthme chez les siffleurs	8,6	31,3	24

Ces résultats illustrent une meilleure détection de l'asthme par les médecins entre les deux enquêtes.

b. BPCO

La BPCO est une pathologie qui a des conséquences médico-économiques majeures, qui vont encore s'aggraver au cours des années à venir (10): en terme de mortalité, elle représentait en 1990 la sixième cause de mortalité dans le monde et passera en troisième position en 2020; elle constitue la seule maladie dont la mortalité attribuable augmente. Si l'on considère le nombre d'années de vie perdues par mortalité précoce ou vécues avec un handicap important, la BPCO est actuellement douzième dans le classement des maladies chroniques, et sera au cinquième rang en 2020. Les facteurs en cause dans cette augmentation prévisible sont le tabagisme féminin, l'augmentation de l'espérance de vie et la diffusion du tabagisme dans les pays émergents. En France, les chiffres classiques font état de 2 à 4 000 000 personnes atteintes de bronchite chronique, dont 1/3 ont ou vont développer une obstruction bronchique, parmi lesquels 20 % vont développer une insuffisance respiratoire chronique (IRC) (11). Dans les pays industrialisés, la prévalence de la BPCO se situe entre 5 % et 10 % de la population adulte, jusqu'à plus de 20 % si l'on considère les sujets fumeurs de plus de 40 ans (12). La BPCO est ainsi au second rang des causes respiratoires de dépenses de santé (derrière les carcinomes bronchiques) et au premier rang si l'on ne considère que les coûts directs.

Malgré ces conséquences majeures sur la Santé Publique, il apparaît qu'une proportion importante des malades n'est pas identifiée ou ne l'est que très tardivement, au stade du handicap respiratoire. Ceci est probablement en grande partie lié à la banalisation des symptômes respiratoires par les fumeurs et les médecins non pneumologues, à la maîtrise imparfaite des stratégies diagnostiques (épreuves fonctionnelles respiratoires) par les non spécialistes, à la méconnaissance des modalités de prise en charge thérapeutique et de leur efficacité. Pour les mêmes raisons, seule la moitié des malades chez lesquels le diagnostic est porté, est traitée (11).

Dans l'enquête Tunisienne les recommandations du guide ont essayé d'améliorer la détection de cette pathologie. Les résultats obtenus lors des deux étapes ont montré une augmentation franche du taux de diagnostic de BPCO. Cette augmentation a été obtenue grâce à une meilleure interprétation de certains signes par les praticiens. Le pourcentage du diagnostic de BPCO a sensiblement augmenté dans la population consultant pour toux (et est passé de 0,4% à 1,4%), pour dyspnée (et est passé de 1,8% à 8%) et pour expectoration (0,5% à 3,4%). Ces chiffres sont plus importants dans la population âgée de plus de 60 ans puisque la fréquence de la BPCO passe de 0,9 à 6,5% de la population entre les deux étapes de l'enquête dans cette tranche d'âge. Ces chiffres reflètent en réalité des bronchopathes en décompensation plutôt que dans un état stable, puisque tous ces sujets ont consulté pour l'apparition ou la modification d'un symptôme respiratoire. Les sujets présentant un état stable n'ont pas tendance à consulter de médecin, le diagnostic est alors posé lors d'une consultation pour une autre pathologie ou lors de compagnes de dépistage. Certains symptômes pris à part dans cette tranche d'âge n'ont pas vraiment une grande valeur diagnostique pour la BPCO. Dans une étude conduite sur un échantillon représentatif de la population américaine âgée de plus de 70 ans, la dyspnée a été retrouvée chez 12% des sujets et le sifflement chez 8% (13).

Ceci explique la faible VPP de chaque signe pris à part. Par contre le diagnostic de BPCO n'a pas été évoqué chez la population âgée de moins de 15 ans au cours de l'étape « IMPACT ». Ceci est conforme aux recommandations du guide où la BPCO est considérée comme une pathologie du sujet âgé. Pour améliorer la rentabilité du dépistage des BPCO à partir des symptômes certaines équipes préconisent l'utilisation de scores cliniques. Ces scores sont élaborés à partir d'un questionnaire englobant différents symptômes. Timothy L Frank et ses collaborateurs, ont élaboré deux scores cliniques pour la BPCO ayant respectivement une VPP de 75,1% et 82,3%.

c.   Tuberculose

La suspicion de tuberculose est passée de 0,2% à 1% des diagnostics entre les deux étapes de l'étude Tunisienne témoignant d'une plus grande vigilance vis-à-vis de la tuberculose suite à l'élaboration de ce guide (2,6). Un cas a été confirmé au cours de l'étape « IMPACT ». La tuberculose représente aujourd'hui encore à l'échelle mondiale un problème de santé publique majeur. La quarante-quatrième assemblée mondiale de la Santé (1991) a reconnu l'importance croissante de la tuberculose et a insisté sur la stratégie de lutte antituberculeuse DOTS (*Directly Observed Treatment Short-course* - traitement de brève durée sous surveillance directe) (14).

Depuis l'introduction de la stratégie DOTS, au début des années 90, des progrès considérables ont été réalisés dans la lutte mondiale contre la tuberculose. En l'an 2000, 148 pays avaient adopté la stratégie DOTS de l'OMS pour la lutte antituberculeuse, et 27 % du total des cas de tuberculose à l'échelle mondiale étaient traités selon les principes DOTS. Si importants soient ils, ces progrès n'ont cependant pas été suffisants. On estime qu'un tiers de la population mondiale est déjà infecté par la maladie.

La Tunisie représente un modèle dans la lutte contre la tuberculose puisque l'incidence de la tuberculose est passée de 48/100 000 habitants en1982 à 17,5/100 000 habitants en 2002. Ces résultats bien que satisfaisants, nous incitent à plus de vigilance pour prévenir l'émergence de nouvelles souches résistantes et surtout pour maintenir cette politique efficace de santé. Pour cela il est primordial de continuer à promouvoir l'application et le développement des stratégies de lutte antituberculeuse à travers les programmes intégrés tels que le programme PAL.

Le guide Tunisien a constitué un outil intéressant pour promouvoir la détection de la tuberculose puisque un cas suspecté a été confirmé par la présence de bacille acido-alcoolo-résistant dans les crachats. Ce cas été mis sous traitement selon le protocole national (6).

d. La bronchite aigue et la grippe :

Une grande variation a été observée pour les diagnostics de bronchite aigue et de grippe qui ont vu leurs fréquences baisser (de 29,3% à 26,8% pour la BA et de 14,3% à 8,5% pour la grippe) entre les deux étapes de l'enquête Tunisienne (6). Cette variation ne peut être rapportée uniquement à la formation car les deux étapes de l'enquête ont été conduites à plus d'un mois d'intervalle. Ce pendant chez les patients ayant des antécédents d'asthme, le diagnostic de BA a baissé en faveur de celui de crise d'asthme. De plus l'existence de sifflement a fait rejeter ce diagnostic dans 69% des cas de l'étape « IMPACT ».

e. La pneumonie :

On constate qu'aucune variation significative n'a été observée dans la fréquence de la pathologie et la fréquence des signes évocateurs entre les deux étapes de l'enquête.

18

Seule la référence pour un examen complémentaire, en particulier une radiographie du thorax, a augmenté de façon significative pour passé de 6.25% à 10% (6). Ces résultats restent au dessous des valeurs espérées puisque le guide recommande une radiographie du thorax devant toute suspicion de pneumonie.

f. Les atteintes des VAS

Pour l'angine, on a assisté à une augmentation de la fréquence du diagnostic entre les deux étapes. Ce diagnostic a été le plus fréquemment suspecté au cours des deux étapes. Ce résultats montrent que les affirmations avancées par A.L. Bisno selon les quelles, l'angine représente l'infection respiratoire aiguë la plus répandue en pratique médicale ambulatoire du premier recours, sont applicables à la Tunisie (15). L'incidence de l'angine a été estimée en Tunisie à 20 nouveaux cas par 100 habitants et par an (16).

La persistance du rhumatisme articulaire aigu en tant qu'une composante significative de la charge de morbidité en Tunisie est secondaire en grande partie à une gestion inappropriée de l'angine (16).

La rhinopharyngite a été évoquée dans 9,4% au cours de l'étape « BASELINE » et dans 11,7% au cours de l'étape « IMPACT ». Ces valeurs s'élèvent à 13% et 14,7% respectivement dans la tranche d'âge de moins de 15 ans. La fréquence de la majorité des symptômes telles que la toux, la fièvre et l'expectoration est restée la même entre les deux étapes de l'étude. Un tel résultat a été observé au cours de l'étude de R. Cohen et collaborateurs évaluant une procédure éducative sur la prise en charge de rhinopharyngite aigu au près des médecins de ville (17).

Patients présentant une rhino-pharyngite dans notre étude	Etude de R. Cohen

	Etape « BASELINE »	Etape «IMPACT»	Etape « procédure normale »	Etape « procédure éducative »
Toux	86,6%	77%	79%	76%
Fièvre	34%	24%	62%	60%

Ces résultats sont comparables pour la toux mais ne le sont pas pour la fièvre. Ceci témoigne de la faible importance accordée par les médecins tunisiens à la fièvre lors du diagnostic de rhinopharyngite.

IV. CONCLUSION

La standardisation de la prise en charge par une approche syndromique passe par un processus complexe englobant la perception du symptome et son integration dans un algorithme dècisionnel. Ce processus sera executé en fonction de la simplicité des algorithmes proposés. Dans le guide PAL Tunisien, l'approche syndromique basée sur des algorithmes simplifiés, a permis une meilleur détection des maladies respiratoires par les mèdecins généralistes de première ligne.

References

1. Practical Approach to Lung Health: Manual on Initiating PAL Implementation [Internet]. Geneva: World Health Organization; 2008 [cited 2015 Sep 13]. Available from: http://www.ncbi.nlm.nih.gov/books/NBK310624/

2. Abouda M, Hamzaoui A, Drira E, Djebeniani R, Othmani S, Ben Kheder A. The effect of an integrated syndromic respiratory disease guideline in primary health care settings. J Eval Clin Pract. 2015 Jul 7;

3. Camacho M, Nogales M, Manjon R, Del Granado M, Pio A, Ottmani S. Results of PAL feasibility test in primary health care facilities in four regions of Bolivia. Int J Tuberc Lung Dis Off J Int Union Tuberc Lung Dis. 2007 Nov;11(11):1246–52.

4. Nielsen LS, Svanegaard J, Wiggers P, Egeblad H. The yield of a diagnostic hospital dyspnoea clinic for the primary health care section. J Intern Med. 2001 Nov;250(5):422–8.

5. Thiadens HA, de Bock GH, Dekker FW, Huysman JA, van Houwelingen JC, Springer MP, et al. Identifying asthma and chronic obstructive pulmonary disease in patients with persistent cough presenting to general practitioners: descriptive study. BMJ. 1998 Apr 25;316(7140):1286–90.

6. Abouda M. INTERET DE LA STANDARDISATION DE L'APPROCHE PRATIQUE DES MALADIES RESPIRATOIRES EN TUNISIE (PROJET PAL) : A PROPOS DE 4046 CAS. [Tunis]: Université Tunis El Manar, Faculté de medecine de Tunis.; 2004.

7. OMS | Statistiques sanitaires mondiales 2014 [Internet]. WHO. [cited 2015 Sep 13]. Available from: http://www.who.int/gho/publications/world_health_statistics/2014/fr/

8. International Consensus Report on Diagnosis and Management of Asthma. International Asthma Management Project. Allergy. 1992;47(13 Suppl):1–61.

9. Sistek D, Tschopp JM, Schindler C, Brutsche M, Ackermann-Liebrich U, Perruchoud AP, et al. Clinical diagnosis of current asthma: predictive value of respiratory symptoms in the SAPALDIA study. Swiss Study on Air Pollution and Lung Diseases in Adults. Eur Respir J. 2001 Feb;17(2):214–9.

10. Murray CJ, Lopez AD. Alternative projections of mortality and disability by cause 1990-2020: Global Burden of Disease Study. Lancet Lond Engl. 1997 May 24;349(9064):1498–504.

11. Roche N, Zureik M, Neukirch F, Perrotin D. L'étude « Urgence-BPCO 2003 » : une description de la prise en charge hospitalière des exacerbations de BPCO. Rev Mal Respir. 2004 Feb;21(1):117–22.

12. Zieliñski J, Bednarek M, Know the Age of Your Lung Study Group. Early detection of COPD in a high-risk population using spirometric screening. Chest. 2001 Mar;119(3):731–6.

13. Hardie JA, Vollmer WM, Buist AS, Bakke P, Mørkve O. Respiratory symptoms and obstructive pulmonary disease in a population aged over 70 years. Respir Med. 2005 Feb;99(2):186–95.

14. Cluster WHOCD. DOTS : un guide pour comprendre la stratégie DOTS contre la tuberculose recommandée par l' OMS. 1999 [cited 2015 Sep 13]; Available from: http://www.who.int/iris/handle/10665/66142

15. Bisno AL. Acute pharyngitis. N Engl J Med. 2001 Jan 18;344(3):205–11.

16. Ben Abdelaziz A, Lotfi CA, Harrabi I, Gaha R, Ghannem H. Audit de la prise en charge de l'angine en médecine générale dans la région sanitaire de Sousse (Tunisie). Médecine Mal Infect. 2003 Apr 1;33(4):215–20.

17. Cohen R, Allaert FA, Callens A, Menn S, Urbinelli R, Roden A. Évaluation médico-économique d'une intervention éducative pour l'optimisation du traitement des rhinopharyngites aiguës non compliquées de l'enfant en pratique de ville. Médecine Mal Infect. 2000 Nov;30(11):691–8.

EVALUATIONS PREALABLES DE L'IMPLANTATION DU PROJET PAL : L'EXEMPLE DE LA TUNISIE

Abouda Maher[1], Hmzaoui Agnes[1], Djebeniani Ridha[2], Othmani Sami[2], Ben Kheder Ali[1].

[1] *Université Tunis El MANAR, Faculté de médecine de Tunis. Tunisie.*

[2] *TOP TB, Organisation Mondiale de la Santé, Genève, Switzerland.*

L'impact des guides de standardisation de la prise en charge des maladies respiratoires dépend non seulement de leur qualité mais également de leur mise à jour, leur diffusion et surtout de l'adhérence des praticiens aux recommandations véhiculées par ces guides. On peut assister dans certains cas à la non amélioration de la qualité des soins malgré une application rigoureuse de ces guides. Pour éviter un tel échec, certains pensent qu'une évaluation préalable sur une sous population pourrait aider non seulement à la décision d'appliquer ce guide mais aussi à en détecter les défaillances qui pourront être améliorées avant la mise en place du processus de diffusion. A titre d'exemple, des évaluations préalables ont été faites avant la généralisation de la stratégie DOTS dans la prise en charge de la tuberculose dans le monde (1).

Avant l'implantation de la stratégie PAL en Tunisie, Une étude prospective relatée dans la thèse de médecine du Docteur Abouda Maher a été menée à fin d'évaluer l'impact à court terme en coût et efficacité de la standardisation de la prise en charge des patients consultants pour symptômes respiratoires dans les centres de soins de base (CSB) tunisiens (2).

I.   PREPARATION DU PROJET

La mise en place d'un projet sanitaire, comme le projet PAL, nècessite l'implication des pouvoirs publics, de differents ministères et de l'OMS. La dècision d'entreprendre un tel projet est un engagement à long terme qui va engendrer à la fois des dépences et un cout humain.

Avant la mise en place de la stratégie PAL en Tunisie, des séances de travail ont été entreprises entre des membres de l'OMS et des représentants de la Santé Publique Tunisienne. La première réunion s'est tenue au mois de décembre 2003 et a permis une vue d'ensemble de la stratégie PAL, de ses composantes, de ses objectifs et de son applicabilité en Tunisie. Le centre hospitalier de référence choisi était l'Hôpital Abderrahman Mami de l'Ariana qui représente l'hôpital Tunisien ayant la plus grande capacité d'hospitalisation en pneumologie (254 lits). Une équipe d'experts tunisiens a été choisie afin de mener à bien ce projet.

II.   ELABORATION DU GUIDE

L'élaboration des guides débute par l'identification du problème clinique. Des experts sont appelés à résoudre ce problème en élaborant des recommandations basées sur des niveaux de preuve. Ces experts, doivent avoir une compétence particulière dans le domaine étudié. Ces experts ont pour mission de synthétiser des données tirées de leur expérience personnelle et à partir de la littérature (2–4). Dans les cas où les preuves scientifiques sont insuffisantes, ces guides peuvent se baser uniquement sur les connaissances et les expériences des experts. Cependant, l'appliction de ces recommandations n'est pas toujours garentie.

A titre indicatif, une revue de la littérature des guides de pratique clinique se rapportant à l'hyper cholestérolémie a montré que les recommandations ne concordaient pas avec les essais cliniques, suggérant que les experts accordent plus d'importance à leur expérience qu'à la littérature (5).

Lors de l'élaboration du projet PAL en Tunisie, un guide s'adressant aux médecins généralistes exerçant dans les centres de soins de santé de base, a été préparé au mois de février 2004 par un groupe de travail constitué de médecins universitaires en pneumologie et en ORL avec la collaboration technique de consultants de l'Organisation Mondiale de la Santé.

L'objectif de ce guide est de poser un diagnostic à partir des symptômes respiratoires puis de décider de la conduite à tenir standardisée à court et moyen terme. La démarche diagnostique est réalisée selon différents algorithmes partant du symptôme principal pour lequel le malade consulte, et comprend les données de l'interrogatoire et de l'examen physique.

En fonction des diagnostics retenus, une conduite thérapeutique ou une décision de référence pour examen complémentaire, avis spécialisé ou hospitalisation, est prescrite.

L'élaboration de ce guide s'est inspirée des guides PAL antérieurs ainsi que des recommandations nationales et internationales publiées. Ce guide a été révisé lors des différentes réunions du groupe de travail ainsi que lors des séances de formation des médecins généralistes, pour l'adapter au mieux à leurs besoins et possibilités. Les traitements recommandés sont en majorité disponibles dans les CSB.

III.   SELECTION DE LA POPULATION MEDICALE ETUDIEE

Le choix du site d'evaluation de la stratègie PAL dépend de la fréquence des consultants, l'absence de congés dans la période concernée, l'existence de conditions permettent un encadrement des enquêteurs ainsi que la supervision et le contrôle de la qualité de collecte des données de l'étude (4).

Lors de l'etude Tunisienne, les gouvernorats du grand Tunis : Ariana, Tunis, Ben Arous et Manouba ont été choisis pour cette enquête. Dans chaque gouvernorat des sites de collecte de données ont été choisis par les directeurs régionaux parmi les plus actifs. Ces sites sont représentés par des points de consultation de médecine générale dans une structure de santé de base (2). Ainsi la liste des médecins travaillant dans ces centres de santé de base, a été communiquée par la direction de soin de santé de base (DSSB).

IV. REALISATION DU PROTOCOLE

A. Registre de recueil :

Lors de toute nouvelle implantation du projet PAL, un groupe de travail comprenant des experts de l'OMS ainsi que des coordinateurs locaux, élaborent un registre de recueil des données à partir des données des autres études PAL (4,6,7). Ce registre est destiné aux médecins participant à l'étude. Ce registre est à remplir par le médecin pour tous les consultants âgés de 5 ans et plus, qui se présentent à la consultation de médecine générale pour des symptômes respiratoires dans les structures sanitaires primaires sélectionnées. Plusieurs informations sont répertoriées dans ce registre. Pour chaque malade quinze colonnes sont à remplir:

Colonne 1 : Numéro d'ordre

Un numéro d'ordre est attribué à chaque malade respiratoire le jour de sa consultation. Ce numéro permet son identification spécifique sur le registre.

Colonne 2 : Date de la consultation

Colonne 3 : Nom et prénom du patient

Colonne 4 : Sexe et âge

Dans cette colonne sont mentionnés le sexe et l'âge du patient. La lettre M désigne un sujet de sexe masculin et la lettre F un sujet de sexe féminin. L'âge du patient est noté en nombre d'années révolues.

Colonne 5 : Type de consultation

Deux types de consultation sont identifiés:

Une nouvelle consultation médicale à la demande du patient représentée sur le registre par les initiales « NC ».

Une consultation de suivi du patient prévue par le médecin, représentée sur le registre par les initiales « CS ». Parmi les consultations de suivi on peut citer :

- Le contrôle d'un épisode d'une affection aiguë ou de l'exacerbation d'une affection chronique.

- le contrôle d'une maladie respiratoire chronique identifiée par le spécialiste et suivie au centre de santé.

- L'analyse des résultats d'examens complémentaires demandés au malade lors de précédentes consultations.

Colonne 6 : Durée des symptômes

Dans cette colonne on enregistre la durée des symptômes en jours. Le nombre de jours est calculé depuis l'apparition du (des) premier(s) symptôme(s) jusqu'à la consultation.

Pour les malades porteurs d'affection chronique, cette durée est calculée à partir du jour de l'accentuation de sa symptomatologie ou de l'apparition d'un nouveau symptôme.

Colonne 7 : médicaments pris avant la consultation

Les médicaments pris pour des symptômes respiratoires par le patient au cours du mois précédent sont inscrits dans cette colonne. Si le malade n'arrive pas à préciser les noms ou les types de médicaments, seul leur nombre est noté.

Colonne 8 : Nombre de consultations médicales

Dans cette colonne on note le nombre de consultations médicales effectuées pour les symptômes respiratoires au cours du mois précédent.

Colonne 9 : Symptômes

Dans cette colonne on note les symptômes pour lesquels le patient consulte. Les symptômes suivants sont particulièrement recherchés : la toux, l'expectoration, la fièvre, la dyspnée, le sifflement respiratoire, la douleur thoracique et la rhinorrhée.

Colonne 10 : Conditions et maladies concomitantes

Le type de maladies concomitantes ou sous-jacentes est mentionné dans cette colonne. Un intérêt particulier est porté sur, l'asthme, la BPCO, la rhinite allergique, la tuberculose, le diabète, l'HTA et les maladies cardiaques. Dans cette colonne aussi, certaines conditions comme la grossesse, le tabagisme, la toxicomanie et la consommation d'alcool sont mentionnées.

Colonne 11 : Diagnostic retenu

Dans cette colonne le diagnostic considéré comme étant le plus probable par le médecin est mentionné. Ce diagnostic est choisi à partir de la classification internationale des maladies respiratoires élaborée par l'OMS (8).

Colonne 12 : Décision de référence pour des examens complémentaires : avis spécialisé, ou à l'hôpital

Dans cette colonne, on note tous les examens complémentaires demandés, les avis spécialisés prévus et les décisions de transfert du malade vers un centre hospitalier.

Colonnes 13 : Traitement prescrit

Dans cette colonne, sont rapportés les médicaments prescrits au patient. Devant l'existence de nombreuses présentations commerciales relatives à certains produits comme les médicaments antitussifs, les expectorants/fluidifiants bronchiques, les antihistaminiques, les anti-inflammatoires non stéroïdiens et les produits à base de complexes vitaminiques, certains médicaments sont mentionnés par leur classe thérapeutique et non pas leur nom commercial.

La liste des classes thérapeutiques les plus utilisées au cours des maladies respiratoires est remise à chaque médecin. Cette liste est inspirée de la liste des médicaments essentiels publiée par l'OMS (9).

Il est à noter qu'une copie de l'ordonnance médicale délivrée à chaque malade est conservée pour les besoins de l'enquête avec le registre. Cette ordonnance sera utilisée pour le calcul du coût de chaque médicament.

Colonne 14 : Devenir du malade durant le mois qui a suivi sa consultation

Cette colonne n'est remplie que lorsque le malade reconsulte dans les trente jours qui suivent. Dans ce cas, on mentionne l'évolution de la maladie. Dans le cas contraire, le patient est considéré comme guéri.

Colonne 15 : Diagnostic médical final

Dans cette colonne on mentionne la concordance entre le diagnostic initial et le diagnostic final. Celui-ci est guidé par l'évolution de la maladie et le résultat des examens complémentaires. Si le patient n'est pas revenu, le diagnostic initial est reproduit dans cette colonne.

Fiche récapitulative :

29

En plus de ces 15 colonnes, le médecin est tenu de remplir une fiche récapitulative précisant le nombre total de consultant, le nombre de consultant pour symptôme respiratoire et leur répartition en fonction de l'age et du sexe.

B. Enquête et formation :

L'étude se déroule en trois étapes successives qui doivent être réalisées auprès des mêmes prescripteurs.

La première étape est appelée enquête de référence ou étape « BASELINE » pendant la quelle les médecins sont amenés à remplir une ligne du registre pour chaque malade âgé de 5 ans et plus, qui se présentent à la consultation de médecine générale dans les centres d'étude pour symptomatologie respiratoire. Durant les 30 jours qui suivent cette consultation, un complément d'information pourrait être ajouté si besoin.

Dans l'étude Tunisienne l'étape « BASELINE » s'est déroulée du 19 au 24 janvier 2004 et a permis de colliger 2366 patients âgés de plus de 5 ans consultant pour symptôme respiratoire.

Une prédominance féminine a été notée avec un âge moyen de 28.0 +/- 19.9 ans (2,10).

Les consultations ont été plus nombreuses aux gouvernorats de l'Ariana et de Ben Arous.

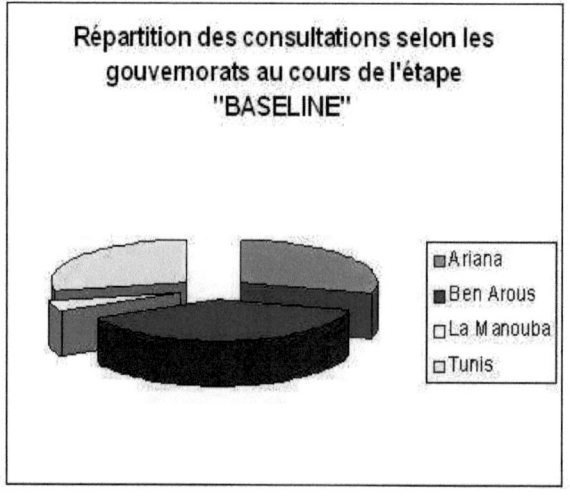

La formation représente la deuxième étape de l'étude. Il s'agit d'une formation sur le guide qui a pour objectif était d'apprendre aux médecins comment utiliser le guide et de discuter les recommandations afin d'obtenir leur adhésion. Cette formation peut se faire sous forme de séminaires ou d'ateliers.

L'étude Tunisienne a nécessité deux journées de formation sous forme d'ateliers d'étude de cas cliniques comprenant chacun 20 médecins participants et deux animateurs.

La dernière étape est appelée enquête finale ou étape « IMPACT » se déroule de la même manière, dans les mêmes centres, par les mêmes médecins et avec la même fiche de recueil qu'au cours de l'enquête de référence.

Dans l'étude Tunisienne l'étape « IMPACT » s'est déroulée du 8 au 13 mars 2004 et a permis de colliger 1475 patients âgés de plus de 5 ans consultant pour symptôme respiratoire. Une prédominance féminine a été aussi notée avec un âge moyen de 30.5 +/- 20.6 ans (2,10).

Comme dans l'etape « BASELINE », les consultations ont été plus nombreuses aux gouvernorats de l'Ariana et de Ben Arous.

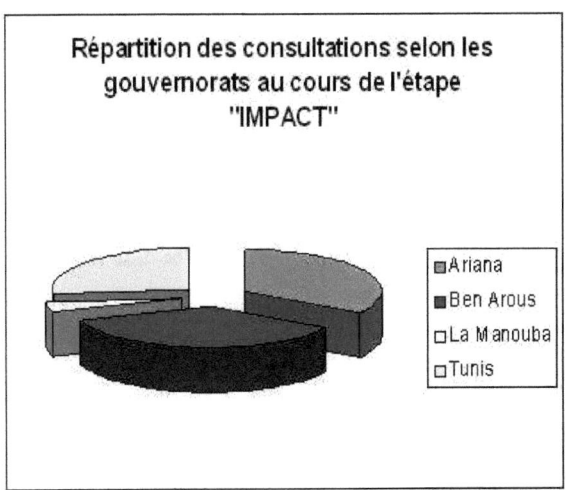

Répartition des consultations selon les gouvernorats au cours de l'étape "IMPACT"

- Ariana
- Ben Arous
- La Manouba
- Tunis

C. Recueil de données :

a) Calcul du coût :

Le calcul se fait selon à partir du prix unitaire de chaque médicament selon la formule suivante :

(Prix unitaire) x (dose journalière) x (durée en jours) = prix d'un médicament

Par exemple si le médicament est sous forme de comprimés, la formule s'écrit sous la forme suivante :

(Prix d'un comprimé) x (nombre de comprimés par jour) x (durée en jours) = prix du médicament.

Pour tous les médicaments le prix unitaire a été calculé à partir de la formule suivante :

Prix d'une boite / nombre d'unités par boite = prix unitaire.

Dans l'étude Tunisienne, le calcul du coût des médicaments a été effectué par la même personne à savoir Docteur M. Abouda selon la même méthode et ceci pour toutes les ordonnances. Tous ces calculs ont été effectués à partir du prix de vente public du mois de mars 2004 fixé par le service de tarification de la pharmacie centrale. Pour des médicaments ayant le même principe actif et à la même dose, le prix considéré était celui de la molécule la moins chère.

En bas de chaque ordonnance médicale, on identifie six petites cases correspondant au :

- **Coût des antibiotiques :** concerne les antibiotiques tels qu'ils sont prescrits au patient.

- **Coût des bronchodilateurs :** Il correspond au coût total de tous les bronchodilatateurs prescrits quelles que soient leur nature et leur présentation: béta-2-agonistes, théophylline, bromure d'ipratropium et autres bronchodilatateurs.

- **Coût des béta2-inhalés :** concerne uniquement les béta-2-agonistes prescrits en inhalation. Il est une composante du coût total de tous les bronchodilatateurs prescrits au patient.

- **Coût des corticoïdes :** Il correspond au coût total de toutes les présentations des corticoïdes prescrites: en forme inhalatoire, en spray nasal, en forme orale, en injection et autres.

- **Coût des corticoïdes inhalés :** concerne uniquement les corticoïdes prescrits en inhalation. Il est une composante du coût total des brochodilatateurs prescrits au patient.

- **Coût des autres médicaments :** concerne les médicaments autres que les antibiotiques, les bronchodilatateurs et les corticoïdes. Seul les vaccins y sont exclus.

- **Coût total :** concerne le coût total de l'ordonnance prescrite par le médecin au patient. Il comprend les coûts des antibiotiques, des bronchodilatateurs, des corticoïdes et des autres médicaments. (Annex 3)

b) Saisie des données :

La fiche d'utilisation du masque de saisie des données collectées un logiciel de statistiques (type Epi-info) est réalisé par un expert de l'OMS. Pour chaque patient une fiche doit être remplie. Cette fiche rassemble les données du registre, de l'ordonnance et les calculs du coût.

Au cours de l'étude Tunisienne, la saisie des données a été effectuée sur le logiciel Epi-Info par Docteur M. Abouda après avoir vérifié la correspondance des données entre registre et ordonnances. Chaque fiche comprenait 176 paramètres.

D. Etude statistique :

L'analyse statistique des données se fait directement par le logiciel statistique sur lequel sont saisies les données. Une étude analytique et comparative des différentes variables qualitatives et quantitatives est faite en utilisant le test de Khi-2.

Une valeur de $P < 0,05$ est considérée comme significative.

E. Verification des résultats :

L'enquête prèalable à l'implantation de PAL permet d'evaluer l'impact de celui-ci sur le système de santé local. Cet impact doit etre globalement comparable à celui d'enquetes similaires.

REMERCIEMENTS :

Nous remercions tous les médecins qui ont participé à l'élaboration du guide, les médecins gènéralistes qui ont accepté de participer à l'étude ainsi que toutes les personnes qui ont contribué à la collecte des données. Le guide a été préparé au mois de février 2004 par un groupe de travail constitué des docteurs : *H. AOUINA, M. BEJI, M. R. BEN HASSINE, A. BEN KHEDER, S. BEN MRAD , H. BOUACHA, M.R. CHARFI, R. CHEIKH, I. DRIRA, A. HAMZAOUI, R. JEBANIANI, H. KOOLI, B. LOUZIR, A. SAKHRI et F. TRITAR* avec la collaboration technique de consultants de l'Organisation Mondiale de la Santé :Dr S. *OTTMANI et Dr P. MATRICARDI.*

Le guide est téléchargeable sur le site de la société tunisienne des maladies respiratoires et d'allergologie (STMRA).

Références

1. Cluster WHOCD. DOTS : un guide pour comprendre la stratégie DOTS contre la tuberculose recommandée par l' OMS. 1999 [cited 2015 Sep 13]; Available from: http://www.who.int/iris/handle/10665/66142

2. Abouda M. INTERET DE LA STANDARDISATION DE L'APPROCHE PRATIQUE DES MALADIES RESPIRATOIRES EN TUNISIE (PROJET PAL) : A PROPOS DE 4046 CAS. [Tunis]: Université Tunis El Manar, Faculté de medecine de Tunis.; 2004.

3. Programme WGT, Scherpbier R, Pio A, Hanson C, Chaulet P, Raviglione MC. Standardization of district-based packages of care for the management of tuberculosis and other respiratory diseases among youth and adults : background paper. 1997 [cited 2015 Sep 13]; Available from: http://www.who.int/iris/handle/10665/63778

4. Promotion WHOD of CD and H, Scherpbier R, Blanc L, Ait-Khaled N, Ottmani S-E, Pio A, et al. Practical Approach to Lung Health (PAL) : a primary health care strategy for the integrated management of respiratory conditions in people five years of age and over. A primary health care strategy for the integrated management of respiratory conditions in people five years of age and over [Internet]. 2005 [cited 2015 Sep 13]; Available from: http://www.who.int/iris/handle/10665/69035

5. Headrick LA, Speroff T, Pelecanos HI, Cebul RD. Efforts to improve compliance with the National Cholesterol Education Program guidelines. Results of a randomized controlled trial. Arch Intern Med. 1992 Dec;152(12):2490–6.

6. Baltussen R, Asbroek AHA ten, Koolman X, Shrestha N, Bhattarai P, Niessen LW. Priority setting using multiple criteria: should a lung health programme be implemented in Nepal? Health Policy Plan. 2007 May;22(3):178–85.

7. Asbroek A ten, Delnoij DMJ, Niessen LW, Scherpbier RW, Shrestha N, Bam DS, et al. Implementing global knowledge in local practice: a WHO lung health initiative in Nepal. Health Policy Plan. 2005 Sep 1;20(5):290–301.

8. WHO | International Classification of Diseases (ICD) [Internet]. WHO. [cited 2015 Sep 13]. Available from: http://www.who.int/classifications/icd/en/

9. OMS | Listes modèles OMS des médicaments essentiels [Internet]. WHO. [cited 2015 Sep 13]. Available from: http://www.who.int/medicines/publications/essentialmedicines/fr/

10. Abouda M, Hamzaoui A, Drira E, Djebeniani R, Othmani S, Ben Kheder A. The effect of an integrated syndromic respiratory disease guideline in primary health care settings. J Eval Clin Pract. 2015 Jul 7;

IMPACT D'UN GUIDE SUR LA PRESCRIPTION MEDICALE : L'EXEMPLE DU GUIDE PAL

Abouda Maher, Turki Senda, Charfi Mohamed Ridha, Hamzaoui Agnes, Ben Kheder Ali.

Université Tunis El MANAR, Faculté de médecine de Tunis. Tunisie.

I. INTRODUCTION

Les facteurs contribuant à l'élaboration d'une décision thérapeutique sont complexes. Ils incluent les facteurs dépendant du malade, ceux dépendant du médecin, des facteurs socioculturels et économiques. La décision médicale est basée sur les connaissances et les expériences des médecins qui sont aujourd'hui confrontés à une explosion d'informations et de nouvelles données. Les pratiques médicales varient de façon importante entre zones géographiques, entre établissements de soins et entre médecins. On impute une grande part de ces différences à des soins inopportuns. Avec l'élaboration de guides de pratique clinique, on espère moins de variations dans les indications thérapeutiques afin de diminuer les mauvaises pratiques et d'améliorer la prise en charge des patients.

II. IMPACT D'UN GUIDE SUR LA L'ORDONNANCE MEDICALE

L'ordonnance médicale fait partie intégrante de la relation médecin malade. Elle est perçue par certains patients non pas comme un papier relatant la prescription médicale mais plutôt comme une étape indiscutable du processus thérapeutique. Les croyances populaires font un parallélisme entre nombre de médicaments prescrits et compétence du médecin. Pour cela, il est très difficile pour un médecin de ne pas délivrer une ordonnance pour un consultant quelque soit sa symptomatologie.

Dans l'enquête PAL tunisienne (1), une ordonnance a été délivrée chez 98,5% des consultants au cours de l'étape « BASELINE » contre 96.5% des consultants dans l'étape « IMPACT » (P = 0.003). Par ailleurs un gain dans le nombre de médicaments délivrés par ordonnance a été enregistré (qui passe de 3,24+-1,29 médicament par ordonnance au cours de l'étape « BASELINE » à 2,7+-1,17 au cours de l'étape « IMPACT ») (2). Ce gain a été obtenu grâce à la baisse de la prescription des médicaments jugés inutiles dans certaines situations. Ce gain était plus marqué pour les antibiotiques, l'aspirine, les expectorants, les anti-inflammatoires non stéroïdiens et les corticoïdes.

Un médicament peut être jugé utile lorsque son usage améliore les symptômes, mais aussi le bien-être des patients de façon significative. L'utilité intègre la notion de rapport bénéfice/risque au niveau individuel et la notion coût/efficacité au niveau collectif. La rentabilité est une notion à séparer de celle d'utilité. Tout malade ressentant une amélioration de son état de santé à la suite de la prise d'un médicament peut considérer ce dernier comme utile (3). Un antalgique, un expectorant, un broncho-dilatateur à action rapide, un antipyrétique ou un placebo, sont ressentis au même titre par les patients comme un traitement utile dès lors qu'il rattache la prise thérapeutique à une amélioration symptomatique. La notion d'utilité, quelle qu'en soit sa mesure, dépend du contexte d'évaluation. L'utilité pour le malade n'est pas la même que l'utilité pour la santé publique. Dans les guides PAL, seuls les médicaments jugés utiles peuvent être recommandés (4,5).

Dans le guide PAL Tunisien, certains traitements considérés comme placebo, car dénués de toute propriété thérapeutique spécifique mais pouvant entraîner une amélioration d'un critère clinique subjectif ou objectif, ont été jugés inutiles comme les vitamines, les expectorants et les AINS. Ces recommandations ont permis comme le montre le tableau suivant, de diminuer de façon spècifique de certains médicaments entre les deux étapes de l'enquète.

MEDICAMENT	BASELINE	IMPACT	*P*
Aspirine	**28,9%**	**19,9%**	<0,0001
Expectorants	**53,4%**	**28,7%**	<0,0001
AINS	**22%**	**16,1%**	0,0003
Gouttes auriculaires	**1,6%**	**0,6%**	0,003

Le pourcentage de patients ayant reçu un médicament donné dans l'étude Tunisienne

III.   IMPACT SUR LA PRESCRIPTION D'ANTIBIOTIQUES

La bonne prescription des antibiotiques ne devrait se faire que sur des critères objectifs. Or en pratique, la prescription d'antibiotiques n'a pas toujours été et n'est toujours pas une démarche médicale où seules interviendraient des données scientifiques objectives. Dès les années 1960 la prescription d'antibiotiques était banalisée : geste rassurant sans grandes conséquences, elle mettait à l'abri des erreurs par défaut et ne nécessitait plus de réflexion (6). W.R. Lockwood décrivait même en 1974 ce qu'il avait appelé le « syndrome de la prescription compulsive d'antibiotiques » et suggérait même la désintoxication des prescripteurs atteints. A titre indicatif, une enquete mexicaine a montré que le fait de consulter un médecin entraîne 6 fois plus de prise inappropriée d'antibiotiques en cas de diarrhée aigu qu'en cas d'automédication (7).

Par ailleurs, on assiste de plus en plus à l'accroissement du nombre de malades polytarés et immunodéprimés en rapport avec le vieillissement de la population mondiale. Pour éviter des complications chez de tels patients, les praticiens préfèrent utiliser des antibiotiques à large spectre. Ce phénomène a été favorisé par des compagnes de lancement de nouvelles classes d'antibiotiques organisées par l'industrie pharmaceutique (8).

Il existe en outre des facteurs non pharmacologiques à l'origine des prescriptions abusives d'antibiotiques (6). Parmi ces facteurs on cite :

- Le désir de fournir au patient le meilleur antibiotique disponible, sans tenir compte d'aucune influence extérieure comme le coût ;
- La crainte de ne pouvoir donner le traitement le plus approprié ;
- Le désir d'éviter une infection avant qu'elle ne survienne ;
- La pression des patients qui exigent un traitement antibiotique pour être débarrassé au plus vite de l'infection ;
- L'inquiétude des parents devant la fièvre d'un enfant;
- La mise en balance du coût des examens radiologiques et des examens de laboratoire avec la solution toute faite offerte par les médicaments.

Ce recours massif et inapproprié aux antibiotiques a non seulement pour conséquence d'augmenter les dépenses de soins mais encore l'émergence de germes résistants. La réversibilité du mécanisme, par baisse de la prescription d'antibiotiques est encore débattue. Dans un travail conduit en Islande, la réduction de 13% de la consommation globale d'antibiotiques s'est accompagnée en cinq ans d'une réduction du pourcentage des pneumocoques résistant à la pénicilline de 19,8% en 1993 à 12,9% en 1997 (9).

Pour obtenir une telle baisse des prescriptions inappropriées d'antibiotiques, il est impératif d'améliorer la qualité du diagnostic, d'assurer une formation continue aux praticiens et de recourir à des systèmes de contrôle tels que l'application des recommandations et des protocoles thérapeutiques.

Dans l'enquête Tunisienne, la prescription d'antibiotiques a baissé de plus de 14% entre les deux étapes (1,2). Ceci a été expliqué essentiellement par une meilleure distinction entre infection virale et infection bactérienne dans le guide.

Cependant, bienqu'il ait été rappelé, que l'utilisation des antibiotiques n'est pas nécessaire pour les infections d'origine essentiellement virale, en particulier la grippe, les bronchites aigues et les rhino-pharyngites, un traitement antibiotique a continué à etre prescrit dans de tels cas. Dans le traitement de la grippe, l'utilisation des antibiotiques était de 30% au cours de l'étape « BASELINE » contre 11% dans l'étape « IMPACT » de l'étude Tunisienne (1).

La prescription à grande échelle d'antibiotiques (AB) dans la prise en charge de la grippe reste une attitude fréquente. D'après le bulletin des Groupes Régionaux Français d'Observation de la Grippe, la prescription des antibiotiques au cours de l'année 1999 a intéressé 32,7% des sujets atteints par la grippe. Au cours de l'année 2001 cette prescription a intéressé 24% des sujets.

Ces taux de prescription d'antibiotiques dépassent l'incidence des complications. Ceci s'explique par la tendance qu'ont certains médecins à prescrire des antibiotiques à fin de prévenir une complication bien qu'une telle attitude thérapeutique n'ait démontrée aucun bénéfice.

Pour ce qui est de la bronchite aigue, la prescription d'antibiotiques au cours de l'étape « BASELINE » de l'enquete Tunisienne était de 81%. Cette tendance à la prescription d'antibiotiques dans la bronchite aigue n'est pas propre à la Tunisie. En effet, on estime qu'environ 80% des consultants en médecine générale pour bronchite aiguë sans complications reçoivent une prescription d'antibiotiques (10). Or, cet intérêt clinique reste à ce jour pour le moins controversé, puisque la bronchite aiguë de l'adulte est dans la quasi totalité des cas d'origine virale. Par ailleurs l'antibiothérapie n'apparaît pas non plus justifiée dans ce cas comme traitement préventif systématique de surinfections. L'antibiothérapie devrait ainsi être réservée aux cas de bronchites d'origine bactérienne ou chez certains sujets ayant un poumon pathologique tel que les bronchitiques chroniques. Les articles faisant état de méta analyse concluent à quelques nuances près, à l'inutilité de l'antibiothérapie systématique dans la bronchite aiguë de l'adulte sans pathologie respiratoire préexistante et cela, quel que soit l'antibiotique considéré (11,12).

De plus, même si un très faible bénéfice thérapeutique est retrouvé lors de certains essais randomisés pour certaines catégories d'antibiotiques ou pour certaines populations, ce faible intérêt est pour la plupart des auteurs, largement contrebalancé par les conséquences négatives d'une antibiothérapie trop largement employée.

Pour ce qui est de la rhinopharyngite aigue, on constate que la prescription d'antibiotiques au cours de l'étape « BASELINE » de l'enquete Tunisienne était de 68%. Un tel pourcentage quoi que élevé, a été observé dans d'autres pays. En effet dans une enquête nationale française en 1992 sur les enfants atteints de rhinopharyngite aigue, 60% des cas avaient bénéficié d'un traitement antibiotique (13).

Les recommandations actuelles soulignent qu'il n'y a plus lieu de prescrire des antibiotiques dans les rhinopharyngites en dehors des complications avérées.

Mais malgré une large diffusion de ces recommandations, la prescription d'antibiotique reste élevée. Ceci a été observé même dans l'étude Tunisienne, puisque la prescription d'antibiotique dans les rhinopharyngites a dépassé les 35% au cours des deux études. En ce sens Gonzales et al ont montré que la fréquence de prescription diminue significativement en cas d'éducation des prescripteurs et des patients sans augmentation du nombre des prescriptions non antibiotiques, ni de la fréquence des visites pour complications après l'épisode aigu [32].

Dans notre travail, on note une baisse de la prescription des antibiotiques entre les deux étapes de 68% à 36% des cas. Des résultats comparables ont été observés dans une étude conduite en 1996 qui avait montré une baisse de 38% de la prescription des antibiotiques à la suite de mesures éducatives sans pour autant augmenter la durée d'évolution de la maladie [16].

Dans l'angine qui représente le premier diagnostic en fréquence, on a assisté à une prescription importante dépassant les 90% au cours des deux études. Ces résultats concordent avec les directives du programme tunisien de lutte contre les IRA qui préconise un traitement antibiotique systématique de toutes les angines ceci conformément aux instructions de l'OMS [112].

Dans l'asthme, la prescription d'antibiotiques a baissé de façon significative entre les deux étapes de l'enquête pour passer de 64% à 42%. Ces valeurs ne concordent pas avec le guide puisque aucune antibiothérapie n'a été recommandée lors du diagnostic d'asthme.

A la suite de ces résultats on peut conclure que l'adhésion des médecins au guide en matière d'antibiothérapie n'est que partielle.

IV. IMPACT SUR LA PRESCRIPTION DES BRONCHODILATATEURS

Dans notre étude la prescription des bronchodilatateurs a intéressé 5,4% des consultants au cours de l'étape « BASELINE ». Ce pourcentage a atteint 6,2% au cours de l'étape « IMPACT ». Cette prescription a intéressé surtout l'asthme et la BPCO au cours des deux étapes. Donc nous pouvons expliquer l'augmentation de la prescription des bronchodilatateurs par l'augmentation des diagnostics d'asthme et de BPCO. En effet, le traitement bronchodilatateur représente le traitement de choix du bronchospasme, retrouvé dans l'asthme et la BPCO.

D'après les recommandations de la société de pneumologie de langue française de 2003, les bronchodilatateurs représentent le principal traitement symptomatique des BPCO avec un niveau de preuve de grade A. Ces recommandations ont été suivies par notre guide.

Bien qu'aucune indication pour les bronchodilatateurs n'ait été notée dans le guide en dehors de l'asthme et la BPCO, cette prescription a aussi intéressé la BA et l'atteinte des VAS.

Parailleurs cette prescription reste insuffisante dans l'asthme et la BPCO même après la formation puisqu'elle n'a interessé que 54,6% et 11,7% des patients respectivement.

La théophylline a représenté la forme la plus prescrite au cours de l'étape « BASELINE » par contre c'est la forme inhalée des B2 mimétiques qui a été la plus prescrite au cours de l'étape « IMPACT ». L'augmentation de la prescription de la forme inhalée est conforme aux recommandations établies par le guide. En effet il est actuellement bien établi que la voie inhalée représente le mode d'administration le plus efficace avec le moins d'effets indésirables [20]. Par ailleurs certaines formes de bronchodilatateurs inhalés ont un meilleur rapport coût efficacité que la théophylline. Cependant, l'efficacité des formes inhalées est tributaire d'une utilisation correcte des aérosols doseurs. Dans l'enquête PAL Tunisienne, le système d'inhalation et son mode d'emploi ont été détaillés au cours des séances de formation.

Bienque les formations aient été élaborées par des experts, les résultats montrent que l'adhésion des médecins au guide concernant les indications des bronchodilatateurs sont imparfaites.

V.   IMPACT SUR LA PRESCRIPTION DES CORTICOÏDES

Les corticostéroïdes sont de puissants anti-inflammatoires. Leur utilisation en médecine générale est fréquente bien que leur indication soit limitée à certaines pathologies. Selon une étude anglaise, la prescription des corticoïdes au long cours intéresse plus de 0,5% [104] de la population et serait surtout en rapport avec la polyarthrite rhumatoïde, la polymyalgie et les maladies pulmonaires obstructives.

La fréquence et la sévérité de leurs effets indésirables nécessitent que leur prescription obéisse à des recommandations claires. Dans l'enquête Tunisienne, une baisse de la prescription des corticoïdes de 8,4% à 5,5% des patients est obtenue entre les deux étapes. Cette prescription a intéressé aussi bien les atteintes des voies aériennes supérieures que l'atteinte des voies aériennes inférieures avec une prédominance pour la BA. La forme la plus prescrite est la forme injectable de courte durée d'action.

Les indications des traitements de courte durée par les corticoïdes dans les maladies respiratoires sont variables. Les auteurs sont unanimes quant à leur place dans le traitement des laryngites et de la crise d'asthme. Les indications des traitements de longue durée par les corticoïdes dans les maladies respiratoires intéressent essentiellement l'asthme sévère.

Depuis l'elaboration de consensus internationaux sur l'asthme, les schémas thérapeutiques sont codifiés (14). Dans l'arsenal thérapeutique disponible, les corticostéroïdes inhalés sont essentiels dans le traitement de fond essentiellement par voie inhalée. Cette corticothérapie prise régulièrement au long cours permet de diminuer le nombre d'exacerbations nécessitant une hospitalisation ainsi que le risque de mortalité. Dans l'enquête PAL Tunisienne l'asthme a bénéficié dans 49% des cas de la prescription des corticoïdes au cours de l'étape « BASELINE » et 41% en « IMPACT ». Ces valeurs sont moins importantes dans les formes inhalées, puisque cette prescription n'a interessé que 20% des asthmatiques. Ces résultats illustrent la non adhésion des médecins aux recommandations du guide puisque celui-ci accorde une place importante aux corticoides inhalés dans le traitement de l'asthme. Par contre la BPCO a bénéficié de 50% de la prescription de corticoïdes au cours de l'étape « BASELINE » et 23% de l'étape « IMPACT ». Dans les formes inhalées ces chiffres ont été de 28% et 20% respectivement. Ces résultats sont concordants avec les indications du guide, puisque celui-ci ne recommande pas les corticoïdes de façon large chez les BPCO.

Les indications dans le traitement des BPCO varient selon les équipes (15). Les dangers potentiels auxquels exposent les corticostéroïdes administrés par voie générale sont plus nombreux chez les sujets atteints de BPCO que dans d'autres affections : aspergillose invasive, mycobactériose, dénutrition, altération du fonctionnement du diaphragme et des muscles striés squeletiques, déminéralisation osseuse avec risque d'insuffisance respiratoire par tassement vertébral. De plus, le traitement au long cours n'apporte pas de bénéfice, tandis qu'au cours des exacerbations leur durée de prescription ne doit pas excéder 2 semaines (16). En ce qui concerne l'indication des corticostéroïdes inhalés dans la BPCO, la majorité des études réalisées ne rapportent pas un ralentissement sur la vitesse du déclin du VEMS, facteur pronostique majeur de la maladie . Selon la SPLF les indications des corticoïdes inhalés en traitement de fond dans la BPCO ne concernent, avec un niveau de présomption scientifique raisonnable, que les patients de stade III et les patients avec exacerbations répétées malgré une prise en charge par ailleurs optimale. L'évaluation du rapport bénéfice/risque des corticostéroïdes inhalés dans la BPCO est encore imparfaite.

VI. CONCLUSION

L'impact d'un guide sur la prescription médicale dèpend étroitement de la qualité des informations véhiculées par ce guide. Le bon choix des experts qui vont rédiger ce guide et son adaptation aux conditions locales vont aider le praticien dans un centre médical de première ligne d'améliorer la prise en charge des patients. Cette amélioration est variable d'un praticien à un autre pour le meme guide, selon l'adhésion aux recommandations apportés par celui ci. De ce fait, l'étape formation sur le guide doit etre le mieux adaptée à la population médicale cible, quite à rendre personalisée.

Références

1. Abouda M. INTERET DE LA STANDARDISATION DE L'APPROCHE PRATIQUE DES MALADIES RESPIRATOIRES EN TUNISIE (PROJET PAL) : A PROPOS DE 4046 CAS. [Tunis]: Université Tunis El Manar, Faculté de medecine de Tunis.; 2004.

2. Abouda M, Hamzaoui A, Drira E, Djebeniani R, Othmani S, Ben Kheder A. The effect of an integrated syndromic respiratory disease guideline in primary health care settings. J Eval Clin Pract. 2015 Jul 7;

3. Bergmann J-F. Médicaments utiles et inutiles : notion de service médical rendu. EMC - Médecine. 2004 Feb;1(1):51–8.

4. Practical Approach to Lung Health: Manual on Initiating PAL Implementation [Internet]. Geneva: World Health Organization; 2008 [cited 2015 Sep 13]. Available from: http://www.ncbi.nlm.nih.gov/books/NBK310624/

5. OMS | Listes modèles OMS des médicaments essentiels [Internet]. WHO. [cited 2015 Sep 13]. Available from: http://www.who.int/medicines/publications/essentialmedicines/fr/

6. Mandell GL, Douglas RG, Bennett JE, editors. Principles and practice of infectious diseases. 2nd ed. New York: Wiley; 1985. 1760 p.

7. Bojalil R, Calva JJ. Antibiotic misuse in diarrhea. A household survey in a Mexican community. J Clin Epidemiol. 1994 Feb;47(2):147–56.

8. Casadevall A. Crisis in infectious diseases: time for a new paradigm? Clin Infect Dis Off Publ Infect Dis Soc Am. 1996 Oct;23(4):790–4.

9. Friis H, Bro F, Eriksen NR, Mabeck CE, Vejlsgaard R. The effect of reimbursement on the use of antibiotics. Scand J Prim Health Care. 1993 Dec;11(4):247–51.

10. Gonzales R, Steiner JF, Sande MA. Antibiotic prescribing for adults with colds, upper respiratory tract infections, and bronchitis by ambulatory care physicians. JAMA. 1997 Sep 17;278(11):901–4.

11. Smith SM, Fahey T, Smucny J, Becker LA. Antibiotics for acute bronchitis. Cochrane Database Syst Rev. 2014;3:CD000245.

12. Smucny J, Fahey T, Becker L, Glazier R. Antibiotics for acute bronchitis. Cochrane Database Syst Rev. 2004;(4):CD000245.

13. Cohen R. Enquête nationale sur les critères de prescription d'une antibiothérapie dans les rhinopharyngites en pédiatrie de ville. Ann Pédiatrie. 1992;39(3):195–201.

14. Becker A. 29 - Guidelines for Treatment of Asthma: A Global Concern. In: Sampson DYMLJSABAAA, editor. Pediatric Allergy: Principles and Practice (Third Edition)

[Internet]. London: Elsevier; 2016 [cited 2015 Sep 26]. p. 262–6.e1. Available from: http://www.sciencedirect.com/science/article/pii/B978032329875900029X

15. Perez X, Wisnivesky JP, Lurslurchachai L, Kleinman LC, Kronish IM. Barriers to adherence to COPD guidelines among primary care providers. Respir Med. 2012 Mar;106(3):374–81.

16. Hernu R, Eydoux N, Peiretti A, El-Khoury C, Robert D, Argaud L, et al. Prise en charge des exacerbations de BPCO : audit de pratique aux urgences. Rev Pneumol Clin. 2013 Jun;69(3):126–31.

IMPACT ECONOMIQUE DU GUIDE LORS DE L'ENQUETE PAL EN TUNISIE

Abouda Maher, Hamzaoui Agnes.

Université Tunis El MANAR, Faculté de médecine de Tunis. Tunisie.

I. INTRODUCTION

Les dépenses de santé sont en augmentation croissante dans le monde. Cette augmentation est due à plusieurs facteurs parmi lesquels on cite, l'augmentation de la population mondiale, l'amélioration de l'espérance de vie, l'émergence de thérapeutiques de plus en plus coûteuses et l'accroissement des demandes de soins. Cette augmentation des coûts de la santé est plus rapide que les autres consommations, ce qui a suscité l'attention des économistes au cours des dernières années. A titre indicatif, les dépenses de santé en France ont représenté 2,5% du produit intérieur brut (PIB) en 1950 et 11,8% en 2009 (1). Pour pallier à un tel problème l'économie de santé s'est intéressée à l'optimisation de l'action médicale en fonction des ressources disponibles. Il importe de fonder les choix sur des critères objectifs. Il est hautement souhaitable que les médecins, souvent peu intéressés par ces questions, s'investissent eux-mêmes sur les aspects économiques de leur pratique, plutôt que de se voir imposer des solutions émanant de décideurs étrangers à leur discipline.

II. APPROCHE PHARMACO-ECONOMIQUE

La pharmaco-économie est un science qui a pour objet l'évaluation des produits ou des services pharmaceutiques en utilisant au moins un critère économique. Cette science ajoute un critère nouveau appelé efficience, défini par la capacité à apporter le bénéfice thérapeutique recherché au meilleur niveau et au meilleur coût. Pour les médecins, l'objet de la pharmaco-économie peut être défini comme la recherche de l'efficience (2).

Cette efficience ne peut être calculée qu'après avoir défini le coût réel et ses composantes. Les coûts réels sont bien loin d'être équivalents aux coûts mentionnés sur les tarifs. Il est nécessaire de valoriser l'ensemble des coûts exposés en termes de mobilisation des ressources, qu'elles soient financières, matérielles ou humaines. Les coûts réels supportés par la société sont élargis à l'ensemble des coûts induits. Ils incluent par exemple l'arrêt de travail du salarié. La tâche du pharmacoéconomiste est ainsi d'additionner de façon rigoureuse l'ensemble des coûts engagés par les divers agents économiques.

On distingue classiquement trois ordres de coûts, le coût direct, le coût indirect et le coût intangible. Les coûts directs médicaux comportent, les tests diagnostiques, les soins médicaux et paramédicaux, ainsi que les actions de prévention. Les coûts directs non médicaux incluent notamment les transports ambulanciers, les aides et services au domicile. Les coûts indirects sont ceux liés aux arrêts de travail, à la perte d'activité ou à l'invalidité. Les coûts dits intangibles sont les coûts humains et psychologiques, habituellement désignés sous le nom de « pretium doloris», de perte de chance ou de perte de bien-être (3). Bien qu'il s'agisse de coûts non chiffrables, ils doivent être pris en compte dans les stratégies thérapeutiques. Les coûts indirects et les coûts intangibles échappent largement au contrôle des médecins.

III. IMPACT ECONOMIQUE DU PAL LORS DE L'ENQUETE TUNISIENNE

L'enquete PAL a été réalisée en 2004 en Tunisie sous la supervision de l'OMS. Les résultats de cette enquête sont relatés dans la thèse de doctorat de Docteur Maher Abouda, intitulée « INTERET DE LA STANDARDISATION DE L'APPROCHE PRATIQUE DES MALADIES RESPIRATOIRES EN TUNISIE (PROJET PAL) : A PROPOS DE 4046 CAS » (4). Ci-dessous certains des résultats de la thèse.

1. Resultats de l'enquete PAL Tunisienne

• **Coût global**

Le coût total des médicaments délivrés au cours de cette étude est de 30 203,600 dinars Tunisiens, soit 7,67 ± 4,52 dinars en moyenne par personne. Ce coût total est de 20 160 dinars au cours de l'étude « BASELINE » soit 8,262 ± 4,56 dinars en moyenne par personne alors qu'il est de 10 043 dinars au cours de l'étude « IMPACT » soit 6,745 ± 4,27 dinars en moyenne par personne, ce qui correspond à une baisse de 18%.

• **Coût selon les médicaments**

- Antibiotiques

Au cours de l'étape « BASELINE », une antibiothérapie a été prescrite chez 1780 consultants soit 70,2% de la population générale. Le coût total de cette antibiothérapie est de 11086 dinars soit 55,2% du coût total.

En contre partie, au cours de l'étape « IMPACT », une antibiothérapie a été prescrite chez 887 consultants soit 55,7% de la population générale. Le coût total de cette antibiothérapie est de 5737 dinars soit 57,1% du coût total.

- Broncho-dilatateurs

La prescription des broncho-dilatateurs est retrouvée chez 4,8% des consultants au cours de l'étape « BASELINE », contre 6,5% des consultants au cours de l'étape « IMPACT ».

Le coût des broncho-dilatateurs a été de 2,5% du coût global au cours des deux étapes.

Le coût relatif des formes inhalées a augmenté.

- Corticoïdes

La prescription des corticoïdes est retrouvée chez 8,4% des consultants avec un coût de 527 dinars (soit 2,6% du coût global) au cours de l'étape « BASELINE », contre 5,6% consultants avec un coût de 247 dinars (soit 2,4% du coût global) au cours de l'étape « IMPACT ».

Le coût relatif des formes inhalées a augmenté.

-Autres médicaments

Le coût des autres médicaments est de 7472 dinars soit 37% du coût total au cours de l'étape « BASELINE », contre 3658 dinars soit 36,4 % du coût total au cours de l'étape « IMPACT». On constate qu'il existe une baisse du coût des corticoïdes et une stabilisation du coût des broncho-dilatateurs en pourcentage entre les deux étapes de l'enquête. Mais si l'on considère les formes inhalées uniquement on assiste à une progression notable.

• **Coût selon la pathologie**

La valeur ainsi que la répartition du coût est variable selon la pathologie.

En effet si l'on considère l'ensemble des pathologies des voies aériennes inférieures on constate que le coût total moyen est de 8,189 ± 4,81 dinars dans l'étude « BASELINE » contre 6,20 ± 4,33 dinars dans l'étude « IMPACT ». ». Ceci montre un gain moyen de 1,98 dinars par consultant, entre les deux étapes. Ce gain n'est pas le même pour toutes les pathologies :

• Dans la bronchite aiguë simple qui représente la pathologie la plus fréquente, le coût total moyen est de 8,843 ± 4,13 dans l'étude « BASELINE » contre 6,457 ± 3,9 dinars dans l'étude « IMPACT ». Ce ci montre un gain moyen de 2,39 dinars par consultant entre les deux étapes.

• Le coût total moyen dans la grippe est de 5,623 ± 3,778 dans l'étude « BASELINE » contre 3,702 ± 2,621 dinars dans l'étude « IMPACT ».

- Le coût total moyen dans l'asthme est de 12,79 ± 9,58 dans l'étude « BASELINE » contre 7,37 ± 6,02 dinars dans l'étude « IMPACT ».
- Le coût total moyen dans la BPCO est passé de 18,425 ± 12,425 dans l'étude « BASELINE » à 11,700 ± 6,417 dinars dans l'étude « IMPACT ».

Pour l'ensemble des pathologies des voies aériennes supérieures on constate que le coût total moyen est de 8,30 ± 4,26 dinars dans l'étude « BASELINE » contre 7,27 ± 4,18 dinars dans l'étude « IMPACT ». Ceci montre un gain moyen de 1,03 dinars par consultant, entre les deux étapes.

- Dans l'angine qui représente la deuxième pathologie en fréquence, le coût total moyen est de 9,05 ± 3,75 dans l'étude « BASELINE » contre 8,13 ± 2,96 dinars dans l'étude « IMPACT ».
- Le coût total moyen dans la rhinopharyngite aiguë est de 7,95 ± 3,91 dans l'étude « BASELINE » contre 5,55 ± 3,93 dinars dans l'étude « IMPACT ».

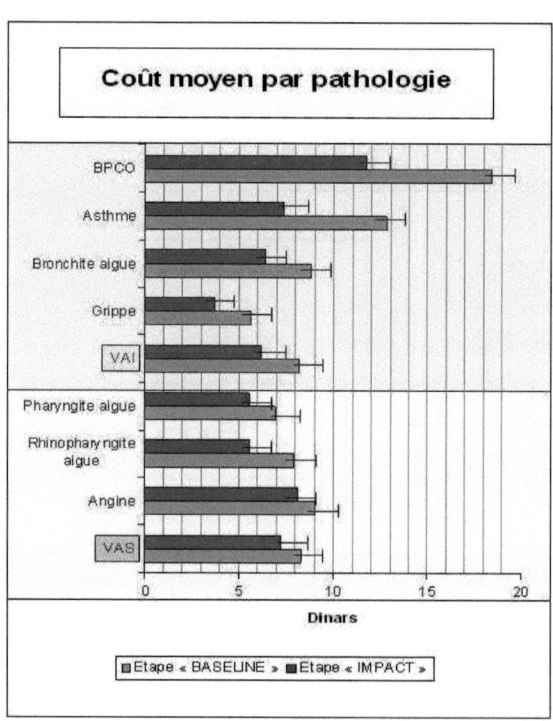

2. Discussion des résultats

Dans notre enquête seul le coût direct des médicaments a été pris en compte. Ce coût est passé de 8,262 ± 4,56 dinars en moyenne par personne au cours de l'étape « BASELINE » à 6,745 ± 4,27 dinars au cours de l'étape « IMPACT ». ($P<0,05$) Cette différence statistiquement significative a été observée dans toutes les pathologies en particulier dans les atteintes des voies aériennes inférieures. Cette baisse du coût moyen reflète une variation dans les habitudes des prescripteurs.

La proportion du coût des antibiotiques par rapport au coût global, a augmenté de 55.2% à 57.1% entre les deux étapes malgré une diminution significative du pourcentage de prescription d'antibiotiques. Ces résultats s'expliquent par un choix d'antibiotiques, une durée et une dose mieux adaptés aux pathologies traitées, suivant les recommandations en particulier pour l'amoxicilline.

La prescription de certains antibiotiques peu chers tels que les sulfamides et les cyclines ont baissé de façon significative entre les deux étapes

L'importance des coûts dus à la prescription des antibiotiques représente un problème mondial. En 1997, les dépenses mondiales d'antibiothérapie se sont élevées à 17 milliards de dollars, dont 12 milliards pour l'usage extrahospitalier (5). Bien que le nombre de prescriptions paraisse à peu près stabilisé, la progression par rapport à 1993 est de 2 milliards de dollars, ce qui traduit probablement une augmentation du coût moyen des prescriptions. L'amélioration de la qualité des prescriptions peut reposer sur des mesures d'éducation des prescripteurs.

Pour être efficaces de façon significative et durable, les campagnes doivent être répétées à intervalles réguliers, comme le montre clairement l'étude de Williams et collaborateurs réalisée en 1985 (6). Celle-ci porte sur l'utilisation de céfoxitine et de céfamandole après deux sessions successives d'information. À la suite de la première session, l'économie réalisée sur la consommation de ces deux molécules a été de 62 000 dollars. La seconde session a permis d'économiser environ 2 400 dollars supplémentaires, le bénéfice annuel total s'élevant à près de 40 000 dollars.

L'expérience a montré que les campagnes d'information et d'éducation sont insuffisantes pour optimiser la qualité des prescriptions. De nombreuses études sur l'impact de mesures plus coercitives ont été publiées ; nous ne citerons que les plus démonstratives. En 1995, l'hôpital britannique de Nottingham était confronté à un déficit budgétaire majeur. Après réunion d'un comité de crise multidisciplinaire, des mesures économiques drastiques ont été mises en place (7). Avant l'adoption de recommandations strictes et d'une surveillance des prescriptions, le budget antibiotique de l'établissement atteignait 25 % du budget médicament, soit 1 million de livres sterling. Entre 1993 et 1995, le budget consacré aux médicaments avait augmenté de 600 000 livres par an. L'introduction des mesures restrictives a permis d'inverser radicalement cette tendance et la consommation d'antibiotiques est revenue en 1996 à un niveau inférieur à celui de 1992 et 1993.

Bungener (8) a étudié l'aspect médicoéconomique de l'antibiothérapie dans la BA. Sa conclusion a été qu'il n'y avait aucun intérêt économique ni financier à prescrire des antibiotiques lors de la BA chez des patients sans pathologie respiratoire préexistante.

Au Danemark, la limitation du remboursement a diminué sensiblement le taux de prescription d'antibiotiques pour bronchite aiguë (9).

Le coût des broncho-dilatateurs n'a pas varié entre les deux étapes, bien que leur prescription ait augmenté de 5,4% à 6,2%. L'absence de variation du coût peut s'expliquer par l'augmentation de la forme inhalée (qui est passée de 39% à 65%) et la baisse des formes systémiques (61% à 35%).

Cette augmentation de la prescription des broncho-dilatateurs, et en particulier des formes inhalées, est corrélée à l'augmentation du diagnostic d'asthme et de BPCO.

Pour les corticoïdes la diminution du coût de 2,6% à 2.2% s'explique par la baisse de leur prescription de 8,4% à 5,5% des ordonnances entre les deux étapes.

Selon la pathologie :

Atteinte des voies aériennes inferieures :

Dans la bronchite aigue simple qui représente la pathologie la plus fréquente, un gain moyen de 2,39 dinars par consultant entre les deux étapes a été observé. Dans la grippe ce gain a été de 1,9 dinars en moyenne. Ceci a été obtenu grâce à la baisse de la prescription des antibiotiques. De tels résultats ont été observés dans la littérature (8).

Au cours de l'asthme un gain moyen de 5,4 dinars a été observé. Mais ces résultats ne reflètent pas vraiment l'impact de l'étude sur le coût de l'asthme puisque seul le coût des prescriptions a été étudié. Dans une étude prospective conduite pendant une année en France, sur 318 patients asthmatiques diagnostiqués et classés selon les critères de l'américan thoracic society, les coûts directs et indirects ont été évalués. Les médicaments représentent seulement 60 % du coût direct. Les autres coûts (examens, rééducation, soins à domicile, soins ambulatoires, aide à domicile) atteignent 23 %. Les jours de travail perdus représentent le principal poste de coût indirect (10).

D'autres études se sont intéressées au bénéfice économique qu'apportait le traitement de l'asthme (11,12). Leurs conclusions sont unanimes quant au bénéfice économique que présente le traitement par les corticoïdes inhalés.

Au cours de la BPCO un gain moyen de 6,7 dinars a été observé. Mais comme dans l'asthme ces résultats ne reflètent pas vraiment l'impact de l'étude. Le coût des médicaments ne représente moins du tiers des dépenses imputées à cette maladie (13). L'utilisation de broncho-dilatateurs tend à diminuer les coûts de prise en charge, en diminuant les coûts d'hospitalisation.

Dans l'atteinte des voies aériennes supérieures le gain était inférieur à un dinar dans l'angine alors qu'il a dépassé 2,4 dinars dans la rhinopharyngite, par la baisse plus importante dans la prescription des antibiotiques retrouvée dans la rhinopharyngite par rapport à l'angine. Dans l'étude de Cohen le gain de 10,8% sur la prescription médicale suite à l'introduction d'une mesure éducative est imputable à la baisse de la prescription des antibiotiques de 9,8%.

IV.   CONCLUSION

L'enquête pour l'implantation du PAL en Tunisie a montré une nette diminution des dèpenses médicales pour les patients consultants pour symptomatologie respiratoire. Cette baisse est due surtout à la diminution de la la prescription des antibiotiques et des médicaments jugés inutiles.

Références

1. Des dépenses de santé en constante augmentation [Internet]. [cited 2015 Sep 26]. Available from: http://www.ladocumentationfrancaise.fr/dossiers/d000538-l-avenir-du-systeme-de-sante-en-france/des-depenses-de-sante-en-constante-augmentation

2. Vergnenègre A, Chouaïd C. Aspects médico-économiques de la pneumologie. Rev Mal Respir Actual. 2010 Jul;2(2, Supplement 1):205–22.

3. Lambert-Faivre Y. La détermination temporelle des préjudices personnels: Le binôme incapacité traumatique temporaire / pretium doloris et incapacité personnelle permanente / préjudice d'agrément. Médecine Droit. 1997 Jan;1997(22):3–5.

4. Abouda M. INTERET DE LA STANDARDISATION DE L'APPROCHE PRATIQUE DES MALADIES RESPIRATOIRES EN TUNISIE (PROJET PAL) : A PROPOS DE 4046 CAS. [Tunis]: Université Tunis El Manar, Faculté de medecine de Tunis.; 2004.

5. Santell JP. Projecting future drug expenditures--1995. Am J Health-Syst Pharm AJHP Off J Am Soc Health-Syst Pharm. 1995 Jan 15;52(2):151–63.

6. Williams RR, Gross PA, Levine JF. Cost containment of the second-generation cephalosporins by prospective monitoring at a community teaching hospital. Arch Intern Med. 1985 Nov;145(11):1978–81.

7. Pacey S, Warner J, Wan Po A. A multidisciplinary approach to hospital-based drug cost containment. J Clin Pharm Ther. 1998 Jun;23(3):203–11.

8. Bungener M. Antibiothérapie de la bronchite aiguë de l'adulte sans pathologie respiratoire préexistante : aspects pharmaco-économiques. Médecine Mal Infect. 2001;31(4):237–9.

9. Friis H, Bro F, Eriksen NR, Mabeck CE, Vejlsgaard R. The effect of reimbursement on the use of antibiotics. Scand J Prim Health Care. 1993 Dec;11(4):247–51.

10. Godard P, Chanez P, Siraudin L, Nicoloyannis N, Duru G. Costs of asthma are correlated with severity: a 1-yr prospective study. Eur Respir J. 2002 Jan;19(1):61–7.

11. Martin RJ, Price D, Roche N, Israel E, van Aalderen WMC, Grigg J, et al. Cost-effectiveness of initiating extrafine- or standard size-particle inhaled corticosteroid for asthma in two health-care systems: a retrospective matched cohort study. NPJ Prim Care Respir Med. 2014;24:14081.

12. Ismaila AS, Risebrough N, Li C, Corriveau D, Hawkins N, FitzGerald JM, et al. COST-effectiveness of salmeterol/fluticasone propionate combination (Advair(®)) in uncontrolled asthma in Canada. Respir Med. 2014 Sep;108(9):1292–302.

13. Udsen FW, Lilholt PH, Hejlesen O, Ehlers LH. Effectiveness and cost-effectiveness of telehealthcare for chronic obstructive pulmonary disease: study protocol for a cluster randomized controlled trial. Trials. 2014;15:178.

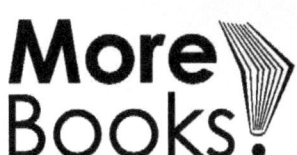
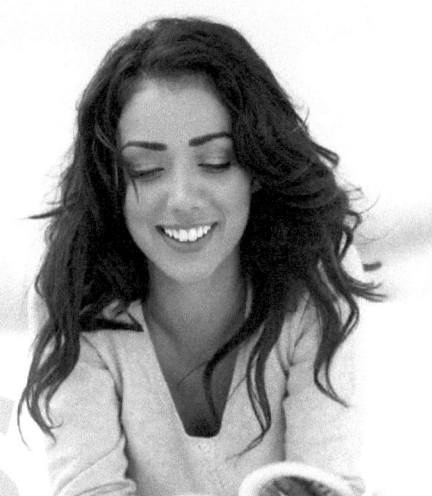
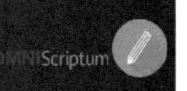

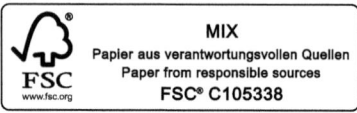